LA PROPHYLAXIE

DE LA TUBERCULOSE

DANS LES ÉCOLES

Circulaire du Ministre de l'Instruction publique,

Instructions et Rapport.

PARIS
LIBRAIRIE NONY & Cie
63, BOULEVARD SAINT-GERMAIN, 63

LA PROPHYLAXIE

DE LA TUBERCULOSE

DANS LES ÉCOLES

Circulaire du Ministre de l'Instruction publique,

Instructions et Rapport.

PARIS

LIBRAIRIE NONY & Cie

63, Boulevard Saint-Germain, 63

CIRCULAIRE DU MINISTRE DE L'INSTRUCTION PUBLIQUE

relative à la prophylaxie de la tuberculose dans les écoles.

Paris, le 20 octobre 1902.

MONSIEUR LE RECTEUR,

La Commission instituée, au Ministère de l'Instruction publique, en vue d'étudier les mesures à prendre pour éviter la contagion de la tuberculose dans les établissements publics d'enseignement (1) a émis les vœux suivants :

1° Que des instructions concernant la prophylaxie de la tuberculose dans les écoles soient portées à la connaissance de toutes les autorités préposées par les lois et règlements à la direction, à l'inspection, à la surveillance de tous les établissements d'instruction, à quelque ordre qu'ils appartiennent ;

2° Qu'une affiche indiquant les notions élémentaires sur la préservation contre la tuberculose dans les écoles soit envoyée à tous les chefs d'établissement d'instruction publique et posée, par leurs soins, dans les classes, études et lieux de réunion ; que la même

---

(1) Cette Commission, nommée par arrêté en date du 16 décembre 1901, était composée ainsi qu'il suit : MM. GRÉARD, Vice-Recteur de l'Académie de Paris, *président* ; RABIER, Directeur de l'enseignement secondaire ; BAYET, Directeur de l'enseignement primaire ; BROUARDEL, professeur à la Faculté de médecine, membre du Conseil supérieur de l'Instruction publique ; MANGIN, professeur au lycée Louis-le-Grand, membre du Conseil supérieur de l'Instruction publique ; GOUFFÉ, président de l'Union des instituteurs de la Seine ; COTTET, président de l'Association amicale des anciens élèves de l'école normale de la Seine ; BÉDOREZ, Directeur de l'enseignement primaire de la Seine ; MONIEZ, inspecteur d'académie à Paris ; docteur ROUX, de l'Institut Pasteur ; docteur THOINOT, professeur à la Faculté de médecine, médecin des hôpitaux ; docteur MOSNY, médecin des hôpitaux ; DE GALEMBERT, chef de bureau au Ministère de l'Instruction publique ; SCHMIT, chef de bureau au Ministère de l'Instruction publique ; MATTE, rédacteur au Ministère de l'Instruction publique, *secrétaire*.

affiche soit également mise à la disposition de tous les directeurs d'établissements privés ou libres.

J'ai adopté ces vœux et j'ai pris, en conséquence, les dispositions suivantes :

1° Dans tous les internats primaires ou secondaires, chaque élève aura une fiche sanitaire contenant les indications suivantes : le poids corporel, la taille et le périmètre thoracique. Ces indications devront être consignées, tous les trois mois, à date fixe.

Ces fiches seront tenues au courant et conservées par le médecin de l'établissement ;

2° J'ai adopté les mesures proposées par la Commission : elles sont énumérées et développées dans une instruction qui devra être mise à la disposition des directeurs de tous les établissements scolaires publics ;

3° Enfin, j'ai décidé qu'une affiche contenant des prescriptions relatives à l'hygiène individuelle et à la salubrité des locaux scolaires devra être apposée dans les classes, études et lieux de réunion de tous les établissements publics d'enseignement.

Vous trouverez ci-joint un modèle de cette affiche.

L'ensemble de ces mesures contribuera, je n'en doute pas, à prévenir la contagion de la tuberculose dans les écoles, et à préserver les maîtres et les élèves contre les atteintes d'une maladie qui cause tant de ravages. Je compte sur la sollicitude du personnel pour assurer l'exécution de ces prescriptions, et je vous demande, Monsieur le Recteur, de veiller, avec le plus grand soin, à leur stricte observation.

Vous voudrez bien m'accuser réception des documents ci-joints et m'adresser, dans le courant du mois de décembre prochain, un rapport me faisant connaître comment mes instructions ont été suivies.

Recevez, Monsieur le Recteur, l'assurance de ma considération très distinguée.

Le Ministre de l'Instruction publique et des Beaux-Arts,

J. CHAUMIÉ.

INSTRUCTIONS

concernant la prophylaxie de la tuberculose dans les écoles.

La prophylaxie de la tuberculose dans les écoles comporte un ensemble de mesures ayant pour but :

1° Les unes, d'assurer à l'organisme, par la salubrité du milieu et par une bonne hygiène individuelle, la force qui lui permettra de résister aux atteintes, toujours possibles, du bacille de la tuberculose ;

2° Les autres, afin d'éviter les risques de contamination, non seulement par l'observation rigoureuse des règles de la salubrité domestique et de l'hygiène individuelle, mais encore par l'éloignement des malades atteints de lésions contagieuses de tuberculose.

L'étude de ces mesures prophylactiques doit donc envisager tour à tour le milieu scolaire et le personnel des écoles.

A. — LE MILIEU SCOLAIRE.

1° EXTERNATS.

La plupart des mesures préconisées par la Commission ont été déjà appliquées à Paris et dans quelques grandes villes : il n'est donc pas impossible de les appliquer ailleurs et d'en adopter les dispositions essentielles aux écoles les plus modestes.

Elles s'adressent à tous les établissements d'enseignement, à quelque ordre qu'ils appartiennent.

Construction. — Tous les bâtiments scolaires doivent recevoir en abondance l'air et la lumière. Il ne doit y avoir dans le voisinage des écoles aucun établissement susceptible de leur être nuisible.

Il importe au plus haut point que le *sol* des locaux scolaires (bois, carrelages, etc...) puisse être lavé fréquemment à grande eau, sans nuire à sa solidité ; et que l'écoulement de l'eau soit facilité par une pente suffisante : l'eau de lavage se rendra directement à l'égout ou, par des caniveaux, dans les ruisseaux de la route.

Les matériaux utilisés pour la construction du sol doivent donc avoir pour qualités essentielles d'être lisses, imperméables et résistants : lisses, afin que les poussières ne puissent ni adhérer à leur surface, ni pénétrer, ni séjourner dans leurs interstices ; imperméables, afin que le lavage puisse en être fait à de fréquents intervalles ; résistants, afin que le lavage et le brossage ne puissent les détériorer.

Dans les écoles nouvelles, on devra, dès la construction, employer, pour la structure du sol, des matériaux réunissant ces trois qualités essentielles.

Dans les écoles anciennes, on devra remplacer les planchers usés par ces mêmes matériaux [1].

Pour éviter, s'il y a lieu, le refroidissement, on pourra placer sous les pieds des élèves, des *planches mobiles*, faciles à soulever, quel qu'en soit d'ailleurs le système, et dont le nettoyage sera facile à faire et à contrôler.

Les *murs* doivent, eux aussi, pouvoir être lavés fréquemment à grande eau : la peinture à l'huile se prête aisément à ce lavage, et peut être, à peu de frais, refaite à de fréquents intervalles.

Aménagement. — Mobilier scolaire. — Il est essentiel que *sièges* et *tables* puissent être facilement lavés dans leur totalité et dans leurs parties.

On évitera donc, autant que possible, l'usage des pupitres auxquels on devra préférer les tables simples. Au cas où les pupitres seraient indispensables, on adoptera ceux dont la forme facilite le nettoyage.

---

(1) On peut utiliser, pour la structure du sol, par exemple : le grès-cérame, les carreaux, les pavés de verre ou de bois hermétiquement jointoyés.

Sièges, tables et pupitres seront supportés par des pieds de fonte, sans ornements ni moulures.

Les *amphithéâtres* doivent être construits de telle façon que les dessous ne puissent rien recevoir et puissent aisément être nettoyés; ils seront supportés par des colonnes en fonte simples et faciles à laver.

Toute salle d'école sera, dès la construction, munie d'un *poste d'eau* qui desservira à la fois un lavabo et un crachoir. Dans ce dernier seront mises des solutions désinfectantes (1) qui devront y séjourner dans l'intervalle des lavages. On pourra ainsi, sans inconvénient, en évacuer le contenu dans les égouts, et, grâce au poste d'eau qui le desservira, en effectuer le lavage une fois par jour.

Ardoises, crayons et porte-plumes. — Les écoliers ont l'habitude de porter à leur bouche leurs crayons et leurs porte-plumes, de laver leurs ardoises avec de la salive, ou même d'y passer directement la langue. On doit sévèrement leur interdire ces pratiques, toujours malpropres et parfois dangereuses.

Ardoises, crayons et porte-plumes doivent, en tous cas, toujours être individuels et personnels à chaque élève.

Les *livres* ayant appartenu à des tuberculeux seront soumis à une désinfection efficace (2) ainsi que cela doit se faire pour les livres ayant appartenu à des élèves atteints de maladies transmissibles.

Dans les *écoles maternelles*, la même éponge ou le même linge ne pourront jamais servir à plusieurs élèves.

Entretien. — L'*aération* devra se faire en toutes saisons par la large ouverture des portes et des fenêtres, durant l'intervalle des heures de classe.

Jamais on ne devra balayer à sec: le balayage à sec est inefficace et dangereux : inefficace, parce qu'il déplace les poussières mais ne

---

(1) On peut employer comme solutions désinfectantes, par exemple : le lysol, l'eau de javelle, la solution phéniquée à 5 p. 100, l'eau formolée à 2 p. 100. Toutes ces solutions devront être mises hors de la portée des élèves. Celles qui sont incolores devront être teintées en bleu.

(2) Cette désinfection peut se faire, par exemple, par le séjour des livres ouverts, en éventail, pendant vingt-quatre heures, dans une caisse close, en présence de formol.

les enlève pas; dangereux, parce qu'il soulève et répand dans l'atmosphère les poussières fréquemment chargées de germes morbides et, en particulier, de bacilles de la tuberculose. *Le balayage à sec doit donc être formellement interdit.*

On lui substituera, dans tous les cas, le balayage quotidien pratiqué avec la *sciure de bois humide* qui empêche les poussières de se soulever et de se disséminer (1), — ou bien le nettoyage au moyen d'une toile humide (2).

Chaque semaine, on devra, en outre, nettoyer, laver et brosser le sol.

Chaque année, à Pâques et aux grandes vacances, les murailles devront être lavées.

Lorsqu'une salle d'école est utilisée pour les cours d'adultes, on exigera des auditeurs le respect des règles de l'hygiène, et, en particulier, on leur interdira de cracher à terre.

Il est désirable que l'école ne serve pas aux réunions publiques; lorsqu'il sera impossible d'éviter ce grave inconvénient, on devra, après toute réunion et avant la rentrée des élèves, faire laver à grande eau et brosser le sol, par les soins de la municipalité et aux frais de la commune.

2° INTERNATS.

Classes et études. — Les mesures générales de salubrité domestique ci-dessus prescrites pour les externats s'appliquent également à la salubrité et à l'hygiène des classes et des études dans les internats.

Dans les *études*, on devra périodiquement et fréquemment procéder au lavage extérieur des armoires à livres. Chaque année, aux vacances, on en fera le lavage intérieur, ou bien on en refera les peintures.

---

(1) On sème sur la surface à nettoyer la sciure de bois imbibée d'eau, puis on balaie, en poussant devant soi, sans la soulever, la sciure humide à laquelle adhère la poussière. Après chaque balayage, la sciure avec la poussière et les impuretés qu'elle aura ramassées, sera détruite par le feu.

(2) On peut se servir soit de serpillières humides, c'est-à-dire de toile à laver — soit encore du *faubert*, sorte de balai fait avec des vieux cordages et dont on se sert, dans la marine, pour laver et nettoyer les navires.

Aucun *livre* provenant d'un élève tuberculeux ou même simplement suspect ne pourra être donné à un autre élève, sans avoir été préalablement soumis à une désinfection efficace, pratiquée dans les conditions précédemment prescrites.

Une pratique recommandable serait de soumettre chaque année, pendant les vacances et durant un certain nombre de jours, les dépôts de livres à la désinfection par le formol.

Réfectoires. — *Sol* et *murailles* doivent pouvoir être facilement et fréquemment lavés. Le sol doit toujours être carrelé : on mettra sous les pieds des élèves une planche mobile qui, chaque jour, pendant le lavage du sol ou son nettoyage au faubert, sera déplacée et lavée.

Il ne doit pas y avoir, dans le réfectoire, de réservoir *ouvert* d'eau potable. Tout réservoir doit être couvert de façon à ce que les poussières ne puissent pas y tomber.

Les couverts, après chaque repas, sont lavés à l'eau bouillante.

On ne devra jamais donner aux élèves de *lait* qui n'ait été préalablement soumis à l'ébullition.

A chaque réfectoire devra être annexé un *lavabo*, aménagé dans une salle spéciale, et où les élèves devront se laver les mains avant de se mettre à table.

Dortoirs. — On ne doit réunir, dans un *dortoir commun*, que les tout jeunes enfants, qu'il est ainsi plus aisé de surveiller d'une façon constante. Encore le lavabo doit-il être distinct du dortoir et doit-il être chauffé.

On doit, au contraire, éviter de réunir dans un dortoir commun les élèves âgés de 12 à 13 ans ; passé cet âge, *chaque élève doit avoir sa chambre* et chaque chambre doit avoir son lavabo permettant les soins plus complets et plus intimes de la toilette.

La nécessité de ces chambres individuelles s'impose plus particulièrement dans les écoles normales et surtout dans les écoles normales de jeunes filles.

A défaut de cette organisation, il faut au moins aménager le lavabo de telle façon que les élèves puissent s'isoler pour faire leur toilette intime.

On doit rigoureusement exiger des élèves et contrôler l'exécution minutieuse des *soins de la toilette* dont l'importance est capitale pour la conservation de la santé. Non seulement on doit veiller avec soin à ce que la figure, les dents, les mains et les pieds soient maintenus en état constant de propreté, mais encore la *toilette intime* doit être soigneusement faite chaque jour dans les internats et en particulier dans les internats de jeunes filles.

L'usage fréquent des *bains* et surtout des *bains-douches* doit être particulièrement recommandé.

Dortoirs communs pour les tout jeunes enfants, ou chambres individuelles pour les enfants plus âgés et pour les adolescents, auront un sol en plancher non ciré que l'on nettoiera au moyen du faubert, ou que l'on balayera en se servant de la sciure humide. — Les murs seront peints à l'huile, de façon à pouvoir être lavés. On proscrira l'époussetage des murs et du mobilier.

On ne mettra pas de tapis de passage ; mais chaque lit pourra être pourvu d'une descente. Il n'y aura pas de rideaux de lit, et on mettra aux fenêtres des rideaux qui pourront être facilement et fréquemment lavés.

Privés. — Les privés doivent être construits, aménagés et entretenus de façon telle que les élèves puissent en faire usage commodément, décemment, sans répugnance. Lorsqu'ils sont malpropres, les élèves répugnent à s'y rendre, ce qui favorise les désordres fonctionnels de l'intestin et de l'estomac, cause fréquente de l'affaiblissement de l'organisme.

Le bon aménagement et l'entretien minutieux des privés sont donc des facteurs importants de la conservation de la santé ; aussi ne doit-on négliger rien de ce qui peut assurer leur parfaite salubrité.

B. — LE PERSONNEL SCOLAIRE

I. **Les maîtres.** — Nul ne doit pouvoir être admis comme maître dans un établissement d'enseignement, de quelque ordre qu'il soit, s'il n'a préalablement subi un examen médical.

Cet examen médical doit avoir pour sanction l'élimination de tous les candidats chez lesquels il aura révélé l'existence de lésions tuberculeuses des poumons.

Il importe donc de soumettre les candidats à la visite médicale avant qu'ils n'aient acquis aucun droit.

Lorsque la tuberculose apparaîtra chez un maître, dans le cours de ses fonctions, il conviendra de le mettre en inactivité avec traitement soumis à la retenue, pendant le temps nécessaire à sa guérison.

Il ne pourra être admis à reprendre ses fonctions qu'après un examen médical.

Cet examen médical doit être imposé à toute personne suspecte de tuberculose et l'on doit également imposer aux malades toute mesure prophylactique jugée nécessaire à la préservation de son entourage (usage du crachoir individuel ; mise en congé ;..).

La fréquence de la tuberculose chez les jeunes filles des écoles normales et chez les professeurs femmes nécessite une application particulièrement rigoureuse des règles précédentes.

II. **Les serviteurs.** — Les règles précédentes s'appliquent au personnel des serviteurs. Nul ne doit être admis comme serviteur dans un établissement d'enseignement s'il n'a été soumis à un examen médical à l'entrée. Cet examen médical doit être renouvelé chaque fois qu'un serviteur sera suspect de tuberculose.

Tout serviteur tuberculeux doit être rigoureusement éliminé du service des établissements d'enseignement.

III. **Les élèves.** — La tuberculose pulmonaire ouverte, contagieuse, est relativement rare chez l'enfant. On peut donc aisément prendre des mesures à l'égard des écoliers atteints de telles lésions.

Aucun enfant atteint de lésions tuberculeuses ouvertes contagieuses (lésions suppurées ouvertes des os ou des ganglions, lésions pulmonaires ouvertes avec toux et expectorations chargées de bacilles) ne doit être admis à l'école.

Dans les écoles primaires, l'instituteur signalera les suspects à l'inspecteur primaire qui fera procéder à leur examen médical.

Dans les internats, chaque élève doit avoir une *fiche sanitaire individuelle* portant indication trimestrielle du poids, de la taille et du périmètre thoracique.

Lorsque les données de cet examen indiqueront un développement défectueux de l'enfant, il y aura lieu de faire procéder à son examen médical et d'avertir sa famille.

On consignera sur cette fiche sanitaire toutes les indispositions dont l'élève sera atteint.

RAPPORT

sur la prophylaxie de la tuberculose dans les écoles.

I. — CONSIDÉRATIONS GÉNÉRALES SUR LA PROPAGATION ET LA PROPHYLAXIE DE LA TUBERCULOSE A L'ÉCOLE

La tuberculose, maladie microbienne, contagieuse, ne se transmet pas par voie d'hérédité : l'enfant ne naît pas tuberculeux, il le devient. La contagion est la seule cause de la tuberculose.

La tuberculose est si fréquente que sur 10 000 habitants elle en tue, chaque année : 40 en Russie, 36 en Autriche, 30 en France, 22 en Allemagne, 20 en Suisse, en Irlande et en Danemark, 18 en Hollande et en Italie, 17 en Belgique, en Norvège et en Écosse, 13 en Angleterre.

La tuberculose est donc de tous les pays ; mais la France est l'un de ceux qui lui payent le plus lourd tribut. Chaque année, en effet, elle tue plus de 150 000 Français, chiffre qui représente le quart de la mortalité totale de notre pays ; la tuberculose est un péril national.

L'agent de la contagion est un microbe qui se trouve dans les crachats ou le mucus nasal des tuberculeux.

Il ne suffit pas seulement, pour devenir tuberculeux, de contracter le germe de la tuberculose ; il faut encore être prédisposé à subir son action par l'affaiblissement de la résistance naturelle que lui oppose normalement notre organisme sain.

I. — *On contracte la tuberculose* surtout en respirant avec l'air les poussières qui transportent avec elles les microbes de la tuberculose disséminés par les phtisiques partout où ils séjournent, partout où ils passent. Les phtisiques crachent sur le sol ; leurs crachats se dessèchent, et les particules desséchées, riches en microbes, se mêlent aux poussières, sont soulevées par le vent, par les courants d'air, par l'époussetage et par le balayage à sec, et vont ainsi contaminer ceux qui les respirent.

On peut donc contracter le germe de la tuberculose dans la rue, mais surtout dans les locaux confinés, les lieux de réunion publics ou privés, les salles d'école dont le sol peut être contaminé non seulement par les tuberculeux qui y séjournent ou qui y passent, mais encore par la poussière ou la boue qu'apportent du dehors les chaussures des maîtres ou des élèves.

Cela démontre bien l'utilité de la recommandation de ne jamais cracher sur le sol.

On peut encore contracter la tuberculose si l'on vit en contact immédiat, constant, prolongé avec des tuberculeux qui, s'ils n'y prennent garde, projettent des gouttelettes de salive chargées de microbes de la tuberculose lorsqu'ils toussent, éternuent ou parlent à haute voix ; — ou bien en faisant usage d'objets ayant servi à des tuberculeux : verres à boire, couverts, et surtout : instruments de musique, porte-plumes ou crayons que les enfants ont coutume de porter à leur bouche sans savoir si des tuberculeux n'ont pas, auparavant, agi de même avec les mêmes objets.

C'est pour la même raison que l'on doit toujours éviter et interdire aux écoliers de tourner les pages des livres et des cahiers avec les doigts humectés de salive, d'effacer l'écriture sur les ardoises avec de la salive, ou même en y passant directement la langue.

Les risques de contagion de la tuberculose sont donc particulièrement nombreux dans les collectivités. Pour toutes ces raisons, la collectivité scolaire pourrait, si les chefs d'institutions et les maîtres n'y prenaient garde, devenir un milieu plus spécialement favorable à l'éclosion et à la propagation de la tuberculose.

On peut enfin contracter la tuberculose en se servant, pour l'alimentation, de viandes d'animaux tuberculeux, de lait non bouilli provenant de vaches tuberculeuses.

II. — Si, en dépit de tels risques de contamination, la tuberculose n'est pas plus fréquente encore qu'elle ne l'est en réalité, c'est que, pour devenir tuberculeux, il ne suffit pas de recevoir le germe de la phtisie, il faut encore que ce germe trouve un terrain favorable à son développement. Il faut, autrement dit, que notre organisme ait perdu sa résistance naturelle qui, normalement, lui assure la victoire dans la lutte contre le microbe de la tuberculose dont les atteintes sont toujours possibles.

Tout ce qui débilite notre organisme, tout ce qui affaiblit ou détruit ses moyens naturels de défense, prépare, du même coup, le terrain à la tuberculose, et livre sans défense, à l'action de son bacille, ceux qui n'ont su ni se préserver contre ses attteintes, ni se prémunir contre son action. Telles sont les conséquences de l'*insalubrité du milieu* (encombrement, défaut de nettoyage, manque d'air et de lumière) et d'une *mauvaise hygiène individuelle* (surmenage, alimentation insuffisante ou mal réglée, malpropreté corporelle). Ainsi peuvent agir encore toutes les maladies aiguës ou chroniques, voire même les simples indispositions favorisées ou créées par l'insalubrité du milieu ou par une hygiène individuelle défectueuse.

III. — Nous savons que la tuberculose est contagieuse, nous savons comment elle se propage, et nous connaissons les conditions capables d'en favoriser l'éclosion et la dissémination.

De cet ensemble de connaissances, nous pouvons donc aisément déduire les mesures propres à en préserver le personnel scolaire.

Ces mesures prophylactiques doivent avoir un double but :

1° Assurer à l'organisme, par la salubrité du milieu et par une bonne hygiène individuelle, la force qui lui permettra de résister aux atteintes toujours possibles du bacille ;

2° Éviter les risques de contagion : par la salubrité du milieu scolaire, — par l'hygiène individuelle et par l'éviction des contagieux.

L'école doit donc être un milieu parfaitement salubre où l'on ne doit admettre que des sujets dont la santé ne peut porter aucun préjudice à la santé de leur entourage. Aussi doit-on pouvoir imposer également aux maîtres et aux élèves l'application rigoureuse des règles de l'hygiène.

Mais il y a plus : la salubrité domestique et l'hygiène individuelle étant les plus sûrs garants de la préservation contre la tuberculose, le milieu scolaire doit être, à ce double point de vue, un modèle et une véritable leçon de choses. Les règles de la salubrité domestique et celles de l'hygiène individuelle doivent non seulement se pratiquer à l'école dans l'intérêt des maîtres et des élèves, mais encore se vulgariser par l'école dans l'intérêt de la société.

Les écoles normales plus particulièrement encore qu'aucune autre école doivent être des modèles au point de vue de la salubrité du milieu et de l'hygiène individuelle. Ce sera d'abord le plus sûr moyen d'éviter l'éclosion et la propagation de la tuberculose parmi les futurs maîtres et maîtresses, élèves de ces écoles, chez qui elle fait de si nombreuses victimes ; ce sera ensuite et surtout la meilleure manière de leur enseigner pratiquement les principes d'hygiène qu'ils auront pour mission de transmettre à leurs élèves.

Le rapporteur,

Dr E. MOSNY.

HISTOIRE NATURELLE APPLIQUÉE

par E. Caustier, agrégé des sciences naturelles, professeur au lycée de Versailles. — Un vol. 19/13cm, cartonné toile.

Ce livre d'Histoire naturelle appliquée, où l'*Hygiène* tient une large place, sera lu avec un vif intérêt par les élèves. Les grandes personnes elles-mêmes trouveront à chaque page d'utiles enseignements sur cet important facteur de notre vie quotidienne.

LA SCIENCE ET LES TRAVAUX DE LA MÉNAGÈRE

par Mme Sage. — Un volume 18/12cm, illustré, broché . . . . 2 fr. 75
Reliure d'amateur mouton pleine, souple tête dorée . . . . . 4 fr. 75

Dans ce joli petit volume, Mme Sage passe en revue les travaux qu'une femme doit savoir exécuter ou faire exécuter, pour amener à la maison l'hygiène, le confort, la santé et, avec eux, la gaieté qui fait aimer le milieu familial.

ANNUAIRE DE LA JEUNESSE

par H. Vuibert. — « *Moyens de s'instruire. — Choix d'une carrière.* »

« Si quelqu'un vous dit que vous pouvez vous élever autrement que par l'instruction, le travail et l'économie, fuyez-le. » Franklin.

Un beau volume 18/12cm de 1164 pages : broché, **3** fr.; cart. toile rouge, titre doré, **4** fr.; relié maroquin bleu, **5** fr.

L'*Annuaire de la Jeunesse* est appelé à être entre les mains de tous les jeunes gens de dix à vingt-cinq ans et de tous les pères de famille. Compagnon indispensable des études et *Guide pour le choix d'une carrière*, c'est le livre du foyer par excellence.

LA RÉFORME DE L'ENSEIGNEMENT SECONDAIRE

par H. Vuibert. — Brochure 22/14cm de 48 pages, avec une figure schématique et trois tableaux synoptiques de l'organisation d'un établissement complet d'enseignement secondaire. . . . . 0 fr. 50

LES QUATRE LANGUES

(3e année). — Journal-Revue d'enseignement des langues *anglaise*, *allemande*, *espagnole* et *italienne*, s'adaptant à toutes les méthodes ; organe centralisateur de la *correspondance scolaire internationale*, à l'usage des élèves de tous les établissements d'instruction et des personnes qui désirent se perfectionner dans l'étude des langues étrangères, paraissant le 5 et le 20 de chaque mois sur 32 pages ou 40 pages de 25/16cm et rédigé par de nombreux professeurs et publicistes français et étrangers.

Abonnement annuel (partant d'octobre) : **5** fr. pour la France, **6** fr. pour l'étranger.— Abonnement à une seule langue : France, **2** fr. **50** ; Etranger, **3** fr. — (A quelque époque de l'année que l'on s'abonne, on reçoit tous les numéros parus depuis le 5 octobre).

Bar-le-Duc. — Imprimerie Comte-Jacquet, Facdouel dir.

www.ingramcontent.com/pod-product-compliance
Ingram Content Group UK Ltd.
Pitfield, Milton Keynes, MK11 3LW, UK
UKHW020457220726
13923UKWH00006B/2601